DES

ANESTHÉSIQUES

DANS L'ANTIQUITÉ

PAR

LE DOCTEUR DUTERTRE
(De Boulogne-sur-Mer).

Asclepiades officium esse medici dicit, ut tutô, ut celeriter, ut jucunde curet.
(CELSE, lib. III, sect. IV.)

PARIS
A. PARENT, IMPRIMEUR DE LA FACULTÉ DE MÉDECINE
A. DAVY, Successeur
52, RUE MADAME ET RUE MONSIEUR-LE-PRINCE, 14

1885

DES ANESTHÉSIQUES

DANS L'ANTIQUITÉ

DU MÊME AUTEUR

De l'emploi du chloroforme dans les accouchements naturels (Physiologie). In-8, 352 pages. Chez J.-B. Baillière et fils.

POUR PARAÎTRE PROCHAINEMENT

Des anesthésiques au moyen âge et dans les temps modernes jusqu'en 1847, par le Dr Dutertre (de Boulogne-sur-Mer).

DES

ANESTHÉSIQUES

DANS L'ANTIQUITÉ

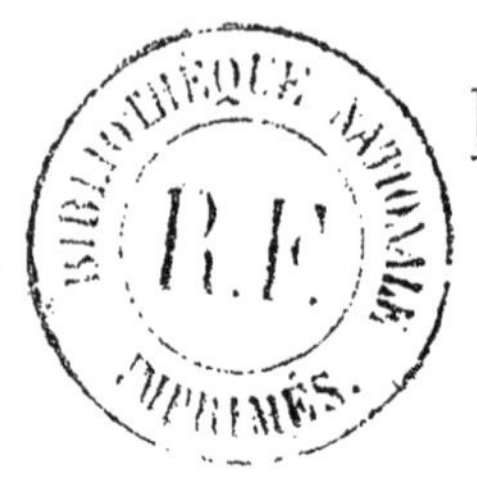

PAR

LE DOCTEUR DUTERTRE
(De Boulogne-sur-Mer).

Asclepiades officium esse medici dicit, ut tutò, ut celeriter, ut jucunde curet.
(CELSE, lib. III, sect. IV.)

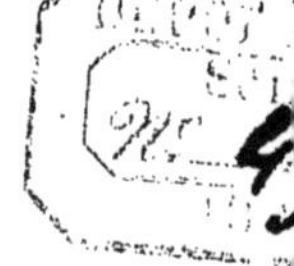

PARIS
A. PARENT, IMPRIMEUR DE LA FACULTÉ DE MÉDECINE
A. DAVY, Successeur
52, RUE MADAME ET RUE MONSIEUR-LE-PRINCE, 14

1885

HISTOIRE

DES

ANESTHÉSIQUES DANS L'ANTIQUITÉ

I. — Orient.

HÉBREUX. — « Deus gravem immisit soporem in Adam ut nihil doloris sentiret. » (Version latine du Pentateuque de Dathe; Genese II, 21). Cette origine divine de l'anesthésie chirurgicale signalée pour la première fois par Simpson, en 1847, pour réfuter les objections religieuses que suscitait l'anesthésie obstétricale, ferait remonter la première application de l'anesthésie à la création du monde, avant l'apparition de la femme. Mais Samuel Ashwell, en apprenant cette citation, s'appuya sur les mêmes textes pour répondre à Simpson : « En laissant de côté cette impiété qui consiste à ne faire de Jehovah qu'un simple chirurgien opérateur et cette absurdité de supposer que l'anesthésie puisse être nécessaire dans ses mains, Simpson oublie que ce profond sommeil eut lieu avant l'apparition de la douleur dans le monde, pendant l'état d'innocence d'Adam. » (Lancet, 1847.) Après cette première mention d'un procédé anesthésique, l'on trouve dans les livres hébraïques d'autres faits qui témoignent que de tout temps l'homme a cherché à combattre la douleur. Aussi Guglielmo Romiti (Firenze, Lo Sperimentale, 1874), en parlant des livres de Moïse, fait-il remonter à l'an 1672 avant J.-C. la création de l'anesthésie. Corradi (Milano, 1879) nous apprend en outre que chez les Hébreux l'on avait coutume de donner aux personnes que l'on conduisait au supplice « des breuvages forts et assoupissants pour amortir en eux le sentiment de la douleur » (Talmud, tract. Sanhedrin, cap. VI, fol. 43). Le goût de ces breuvages était dissimulé au moyen de la myrrhe. Dans les prophètes ces breuvages sont désignés sous le nom de « calice du sommeil, de vin des condamnés ». C'est sans doute lui qui fut donné à Jésus sur le Golgotha (Evangile de St-Marc, XV, 23). Cependant la Bible ne parle pas de pavots et le dudaïm que recherchait la stérile Rachel et que célèbre le cantique des cantiques, ne serait pas, malgré l'opinion de saint Augustin, la mandragore, mais bien une plante ne jouissant pas de propriétés anesthésiques.

Assyriens. — Les Assyriens, qui furent plus d'une fois en contact avec les Hébreux, essayèrent aussi de calmer la douleur de certaines opérations. Du moins, Hérodote nous apprend qu'ils employaient la compression des jugulaires pour rendre la castration indolore. (Cultello pudendas corporis partes veluti apoplecticas amputant.)

Egyptiens. — Avant les Assyriens, les Egyptiens, dont la civilisation remonte à une époque si reculée, auraient fait quelques tentatives pour diminuer les souffrances résultant des opérations chirurgicales. Plusieurs auteurs assurent que le pavot était alors en honneur chez ce peuple. L'on sait d'ailleurs que l'on cultive encore aujourd'hui dans toute l'étendue de l'Egypte ce pavot, que les Arabes appellent Abou-el-Noum, c'est-à-dire père du sommeil, et que le nom d'opium, nom fort ancien, est d'origine orientale. Si les textes hiéroglyphiques de Champollion et des égyptologues ne renferment aucune autre mention de substances narcotiques ou anesthésiques, nous trouvons cependant des citations sur ce pays dans Homère, dans la matière médicale de Dioscoride et dans l'histoire naturelle de Pline. Homère nous dit : « Au banquet de Ménélas et de Télémaque, Hélène mêle au vin où puisaient leurs coupes le suc merveilleux d'une plante qui bannissait du cœur la tristesse et amenait l'oubli de tous les maux »..... Tel était le charme souverain de ce baume : Hélène l'avait reçu de Polydamna, femme de Thaonis, qui régnait sur l'Egypte où la terre féconde fait pulluler des plantes et vénéneuses et salutaires (Odyssée, chant IV). C'est là le népenthès d'Homère. Diodore de Sicile rapporte que Thèbes et Diospolis fournissent une liqueur, l'iræ et tristitiæ medicamentum, semblable à celle dont parle Homère et qu'on s'adressait aux femmes pour en avoir la composition. Encore de notre temps, dit Eusèbe, les femmes de Diospolis savent calmer la tristesse et la colère par des potions qu'elles préparent.

La composition de ces substances nous est restée inconnue. Plutarque et Pline ne font que citer le népenthès, de même que bien longtemps après, Hiéronyme Diexel (conscientia fol. 32, et theatrum botanicum), Théodore Zwinger (apud Craton, épist. 223, p. 391) et Pierre Monavius (apud Craton, epist. 225, p. 472).

Quercetanus (1609) donne une description assez confuse de

la composition du népenthès qu'il emploie contre l'épilepsie. Il nie qu'il entre de l'opium dedans, mais Höfer (1675) croit que cela est faux, car Quercetanus dit qu'il agirait à la dose d'un grain de poivre et l'opium seul peut avoir cette énergie. Il est probable que Quercetanus ignorait parfaitement la composition du népenthès d'Homère et ne se servait que du nom « Est medicamenti narcotici genus ». Aussi, pour Bitaubé et pour Corradi, le principe de ces breuvages serait-il un opiacé quelconque. Pour Virey, au contraire, ce serait une préparation faite avec l'hyosciamus datura. Le chevalier de Paravey, dans sa brochure « le Népenthès d'Homère, dans les livres botaniques chinois, Versailles 1863 », pense aussi au datura. Cependant, pour le Dr Royle, le népenthès ne serait autre que le chanvre. Ajoutons enfin qu'en 1679, Pierre Petit a cru retrouver le népenthès d'Homère dans l'ænothera de Théophraste (Hist plantar : lib. IX, cap. 21) et dans l'ænopia de Galien : ce qui n'éclaircit pas la question. Toutes les opinions sur ce sujet ne sont que des hypothèses. L'on ignore de même quel était le procédé cité par Homère et employé par Machaon, fils d'Esculape, pour couper sans douleur les chairs fétides de l'ulcère de Philoctète, blessé par une des flèches d'Achille.

Le même mystère règne sur la pierre de Memphis, décrite par Dioscoride et Pline. Dioscoride, qui composa son ouvrage sur la matière médicale entre les règnes de Néron et de Titus, vers l'an 64 après J.-C., nous raconte que l'on trouve près de Memphis, en Egypte, « une pierre dite pierre de Memphis (memphites lapis) de la grandeur des calculs, d'un aspect gras, d'une couleur variable. « Hoc tradunt, dit-il, trito et illito partibus quæ secandæ vel urendæ sunt, sensus abolitionem citra periculum inferri. » Pline dit de la même pierre (chap. XI, liv. XXXVI) : « Certaines personnes vantent la variété dite Tephrias parce qu'elle est d'un gris cendré. Cette pierre, qui ressemble à une gemme, s'appelle aussi memphite, du nom de sa patrie. On la broie, puis, dissoute dans du vinaigre, on l'applique aux parties qu'il faut brûler ou amputer. Le corps s'engourdit alors et devient insensible (Hujus usu conteri et iis quæ urenda sint aut secanda ex aceto inlini, obstupescit ita corpus, nec sentit cruciatus). »

Qu'était la pierre de Memphis ? Dioscoride et Pline ne nous l'ont pas appris. Pline se contente de dire qu'elle était « gemmantis naturæ ». Nous ne pouvons donc que rechercher et rappeler les suppositions qui ont été émises sur sa nature. Albert Le Grand (Bolstadius, docteur en 1236, mort à 75 ans, en 1282), dans son « Liber secretorum (Venise, 1516) », nous dit en parlant de cette pierre : « Sa puissance stupéfiante est supérieure à celle de l'opium ». En effet, prise en boisson ou broyée avec du vinaigre et frottée sur les parties qu'on doit brûler ou couper, elle rend ces parties tellement insensibles que l'on ne sent aucune douleur. Pierre-André Matthioli de Sienne, médecin de Padoue (1500-1577), qui a publié « Opera omnia, hoc est commentarii in sex libros Pedacii Dioscoridis Anazarbei de materia medica (Venise 1554) et Discorsi (Venise 1559) », en commentant le passage de Dioscoride, dit que la pierre de Memphis procure l'insensibilité quand les chirurgiens ont besoin de couper un membre. Mais ces deux écrivains ne nous renseignent nullement sur la nature de cette pierre qui fut plus tard remplacée par la peau du crocodile sacré du Nil.

Nicolas Lemery, dans son Dictionnaire ou Traité universel des drogues simples (1727), incline pour croire que « c'était une pierre empreinte d'opium ou du suc découlant des pavots qui croissent abondamment en ce païs-là et qui ont beaucoup de vertus narcotiques ». Sprengel (1827), dans ses Commentaires sur Dioscoride, en fit d'après son usage une sorte d'asphalte (colore flavo, fulvo, gilvo, brunco, subfusco et nitore quodam pinguiculo). Lorsqu'on le brûle, dit-il, il produit une fumée épaisse et bitumineuse (ex odore eo divinari potest olei ætherei inesse copiam, quâ sicut gagates dolores sedare potest). Sprengel regarda même cet asphalte comme le retinasphaltum, décrit par Carl Hatchett (Transact. of Linn. Soc. IV, p. 40). Salverte, dans son ouvrage sur les sciences occultes (Paris 1856), considéra la pierre de Memphis comme un produit de l'art. L'on pourrait enfin adopter plus facilement l'opinion qui consiste à regarder la pierre de Memphis comme une sorte de marbre ou de calcaire qui, au contact du vinaigre, laisse échapper son acide carbonique. L'on sait que Simpson a essayé d'utiliser les propriétés anesthésiques de ce gaz dans le traitement des maladies internes (on carbonic gas a local anesthetic in uterine disease).

Persans. — La Pharmacopée persane, traduite en latin par le père Angelus (Paris, 1681), contient, d'après Snow, diverses formules de fumigations dites bouc-houri. On plaçait, dit-il, diverses substances sur des charbons ardents et, mettant la tête au-dessus, on en respirait les vapeurs. Parmi ces formules, une composée de myrrhe, camphre, muscade et styrax, était employée dans les cas de coryza ou de catarrhes. Une autre formée de musc, camphre, gaïac, etc., devait calmer le cerveau et l'intelligence. Une poudre plus importante, portait le nom de « remède odorant somnifère », et se composait d'opium, de camphre, de semences de roses et de racines de mandragore. Mais cette poudre n'était pas chauffée et, par suite, le camphre pouvait seul agir. Signalons enfin un remède stupéfiant (5 drachmes d'opium, 10 drachmes de pavot noir) que l'on faisait bouillir et évaporer jusqu'à siccité et que l'on pulvérisait avec une livre de farine. Un drachme et 1/2 de ce remède devait supprimer la sensibilité et engourdir l'intelligence.

Scythes. — Hérodote (Livre IV, chap. 73-75), nous raconte qu'après les funérailles, les Scythes et les Massagètes avaient l'habitude de se servir de la fumée du chanvre. Ils élèvent, dit-il, une tente hermétiquement fermée et, dans un plat contenant des pierres brûlantes et placé au centre, ils mettent du chanvre qui, à ce contact des pierres, dégage des vapeurs abondantes. Les Scythes respirent ces vapeurs qui leur procurent une sorte d'engourdissement, d'ivresse, et qui supprime la sensibilité.

Hindous. — Aux Indes, le chanvre a été aussi employé de toute antiquité pour procurer une sorte de stupeur et pour remplacer l'action des alcools. On lui donnait les épithètes « d'augmentant le plaisir », d'« excitant le désir », de « rendant la démarche chancelante, etc. » (Chapmann, 1850). On faisait aussi boire aux Sutties divers breuvages probablement alcooliques destinés à supprimer leur volonté et à diminuer leurs souffrances sur le bûcher. Mais ce sont là des notions fort vagues, et l'on ne peut regarder comme des anesthésiques les substances ou les subterfuges qui permettaient aux Hindous Pandits de plonger la main dans des métaux en fusion ou de saisir des barres de fer rouge sans produire de brûlures (de l'Ordalie chez les Hindous. Aly-Ibrahim-Khan. Recherches asiatiques, Paris, 1805). Les Persans connaissaient aussi ces procédés (Zend-avesta, trad. du persan, 1771).

Chinois. — Enfin, dans l'extrême Orient nous voyons le médecin chinois Hoa tho, sous la dynastie des Wei, 220 à 230 ap. J.-C., désigner sous le nom de Ma-yo dans son Kon-kin-i-tong, probablement une préparation de chanvre qui rendait le malade insensible, le plongeait dans une sorte d'ivresse et semblait le priver de vie... On pouvait alors lui faire des incisions, des amputations, des sutures sans qu'il sentît rien. (Jules Stanislas, comptes rendus de l'Académie des sciences, Paris, 1849, t. XVIII, p. 195.) Georges, dans sa thèse : « Essai sur quelques anesthésiques » (29 déc. 1863), cite aussi à ce propos la petite encyclopédie chinoise des arts et métiers Tien-Kong-Khaï-we. (N° E. 350 de la Bibliothèque nationale). Le chevalier de Paravez a aussi étudié, comme nous l'avons vu, l'anesthesie chez les Chinois.

Mais il est probable qu'excepté chez les Chinois, le chanvre n'a jamais été employé dans l'antiquité, véritablement dans le but de supprimer la douleur des opérations chirurgicales. On s'est contenté de respirer ces vapeurs pour se procurer un sommeil ou une sorte d'ivresse plus ou moins agréable. C'est dans ce but, que de nos jours encore, le chanvre est fumé par les naturels du Congo, de l'Angola et de l'Afrique du Sud (Dr Daniel). Cependant, sur les côtes de Barbarie, Chapmann, d'après l'opinion de sir Joseph Bank, raconte que le chanvre était employé par les criminels condamnés au supplice. Il est évident que le chanvre, dont les propriétés thérapeutiques ont été étudiées par Christison, Donovan et bien d'autres, pouvait produire une sorte d'ivresse, de perte de sensibilité.

II. — Occident.

En Occident, les Grecs et les Romains semblent avoir ignoré les propriétés anesthésiques du chanvre ; mais, par contre, ils employèrent bien souvent la mandragore pour apaiser les douleurs et procurer le sommeil. La grossière ressemblance que sa racine, souvent bifurquée présente avec la partie inférieure du corps humain, lui firent donner par Pythagore de Samos et par Columelle les noms d'ανθροπομορφον et de semihomo. C'est, sans doute, à cause de cette ressemblance qu'elle dût d'être employée dans les filtres amoureux (d'où la Vénus mandragorites) et d'être utilisée dans toutes les pratiques magiques ou mystérieuses. Pline va même jusqu'à signaler le danger que court celui qui veut l'arracher. Il faut se boucher les oreilles pour ne pas entendre à ce moment ses cris plaintifs. Les propriétés anesthésiques de cette solanée furent reconnues par presque tous les auteurs anciens : Par Platon dans sa République, par Démosthène dans ses Philippiques, par Xénophon, par Socrate (Eloge de la Mandragore qui peut endormir l'âme), par Pindare, par Plutarque (la vigne qui croît au voisinage de la Mandragore donne un vin soporifique), par Apulée dans son Ane d'or et dans ses Métamorphoses, d'où les expressions μανδραγοραν εκπεπωχεναι (avoir bu de la mandragore) et υπο μανδραγορα καθευδειν (dormir sous l'influence de la mandragore).

Dioscoride dans sa Matière médicale a décrit trois espèces de mandragore. Pour Bertoloni et Sprengel, les deux premières (mâle et femelle) seraient les « Mandragora autumnalis et vernalis. » La troisième, la μοριον, serait « l'atropa belladona ». Théophraste, dans sa description de la Mandragore, semble n'avoir eu en vue que « l'atropa belladona ». Aretée de Cappadoce, qui vivait après Hippocrate et qui écrivit en langue ionique à une époque inconnue, aurait lui-même commis la même confusion, lorsque dans son chapitre sur la manie, il place la mandragore à côté de la jusquiame. (Aretæi Cappadocis, de causis et signis acutorum et diuturnorum morborum, chap. περιμανιης, p. 37. Oxoniæ, 1723). C'est également à la belladone qu'il faut appliquer ce que l'on dit dans les livres hippocratiques sur la mandragore (*De fistulis*, 890). Enfin, Pline, qui ne fit que rapporter ce qu'avaient dit Dioscoride et Théophraste, ne remarqua pas la différence qui existait entre les plantes de ces deux auteurs. Aussi est-il probable que sous le nom générique de mandagore les anciens aient confondu différentes espèces de plantes : « Mandragora officinarum, microcarpa, etc. », et même « atropa belladona ».

Quelle que soit la plante qui fut employée, la mandragore des anciens était regardée comme un anodin, c'est-à-dire rangée parmi les « Antidota quæ somno dolorem levant ». C'est elle qui entrait, sans doute, dans les « pocula letheos ducentia somnos » d'Horace. Dioscoride a décrit les principales préparations de la mandragore. Il fallait, par exemple, faire infuser « radices in vino ad tertiam partem ». On pouvait se servir des fruits ou de leur suc, ou enfin l'employer en cataplasmes, comme le faisaient Hippocrate et Celse. Souvent on ajoutait à la mandragore différentes substances ayant aussi des propriétés anesthésiques ανωδυνους δυναμεις pavot, jusquiame, ciguë, belladone, etc.

L'on trouve dans les médecins anciens un certain nombre de passages qui indiquent la connaissance qu'ils avaient des propriétés anesthésiques de ces plantes. Du temps d'Aretée et, plus tard, de Cælius Aurélianus, la mandragore était employée aussi comme agent inébriant. Dioscoride, dans son Livre IV, chap. 76, dit : « La mandragore procure le sommeil ὕπνον ποιεῖ. On peut en donner trois cyathes à ceux qu'on doit amputer ou brûler ; ils tombent plongés dans un sommeil très profond et ne perçoivent point la douleur. » En parlant de la mandragore Morion (l'atropa belladona selon Sprengel), il ajoute : « L'homme qui en a mangé s'endort et, pendant trois ou quatre heures, perd la sensibilité. Aussi les médecins s'en servent-ils lorsqu'ils ont besoin de couper ou de brûler. » Dans son Livre VI, chap. 27, il dit enfin : « La mandragore absorbée est suivie d'un sommeil (exsolutio ac vehemens veternus, nihil distans a lethargo). Parmi les médicaments « par lesquels les douleurs sont calmées », il cite aussi le strychnos somnifera.

Cette propriété de la mandragore aurait été mise à profit par Annibal, pour détruire ses ennemis, à ce que raconte Frontinus Sextus Junius. Étant envoyé contre des Africains révoltés, le général carthaginois se retira après un léger combat, laissant en arrière des tonneaux de vin, dans lesquels il avait fait infuser des racines de mandragore. Les barbares ayant bu sans défiance cette liqueur perfide, tombèrent dans un état d'ivresse et de stupeur qui permit de les détruire presque sans combat. Au XIe siècle, les Écossais se servirent également de ce procédé pour détruire les soldats de Suénon, roi de Danemark. Pour quelques auteurs, le poison des écossais aurait été la belladone. Jules César, fait prisonnier par des pirates, au moment où il voguait vers Nicomède, se servit du même stratagème pour échapper des mains de ses geôliers. Il envoya à Milet, une servante chercher une rançon qui lui fut apportée par Ipicrate. Dans un banquet offert aux pirates, avant son départ, il mêla de la mandragore aux boissons, puis tua ces pirates endormis et rendit à la ville de Milet l'argent qu'elle venait de lui prêter.

Pline reconnaît à la mandragore les mêmes propriétés narcotiques que Dioscoride. « Son odeur, dit-il, Livre XXV, chap. XCIV, suffit pour appesantir la tête. Le suc même, pris à trop forte dose, donne la mort ou bien procure le sommeil, suivant la force de ceux qui le boivent. La dose moyenne est d'un cyathe. On le boit contre la morsure des serpents. Dans son livre XX, ch. LXXIX, Pline parle aussi du pavot comme somnifère, « Albi Calyx ipse teritur et e vino bibitur somni causa ». « On broie le calice du pavot blanc et on le prend dans du vin pour provoquer le sommeil. » Le pavot noir produit aussi un suc narcotique, de même pour les pavots sauvages, dont on boit la décoction pour se procurer le sommeil. On peut aussi prendre cinq têtes de pavots Rhœas qui, bouillies dans trois hémines de vin, purgent radicalement par le bas et procurent le sommeil (1).

(1) Voir pour la valeur des Cyathes et des Hemines, Edvardi Bernardi *De mensuris et ponderibus antiquis*, p. 5 et 14. Oxoniæ, 1688.

Bien plus, nous trouvons dans Dioscoride et Pline les premières indications de l'anesthésie véritable, de l'anestésie par inhalation. Dioscoride, dans son Livre IV, chap. 76, dit : « Les pommes de la mandragore sont soporifiques par « olfactu et cibo », de même que le suc que l'on peut exprimer de ces fruits. Le vin de Mandragore jouirait aussi de cette propriété il peut étant respiré (οσφραινομενος) produire le sommeil aussi bien que par usage interne ou externe (cæterum olfactu et collutione idem proestat ac potu). En parlant d'autres substances également anesthésiques, Dioscoride rappelle que Mnésidème aurait conseillé l'odeur d'un pavot pour produire le sommeil (Livre IV, ch. 65) « usum solius odoratus ad somnum conciliandum probavit ». Pour Sprengel, ce pavot serait le papaver rhoeas ou l'argémone.

Pline, en parlant de la mandragore, affirme à peu près les mêmes faits : « On boit, dit-il, le suc de la mandragore..... avant de subir l'amputation ou la ponction, afin de s'engourdir contre la douleur. Il suffit à quelques personnes de respirer son odeur pour être plongé dans un sommeil profond « (bibitur..... et ante sectiones punctionesque ne sentiantur — ob hæc satis est aliquibus somnum odore quœsisse ». liv. XXV, chap. xcɪv).

Apulée « de herbarum virtutibus, cap. 131 », se contente de dire : « Si quelqu'un doit avoir un membre mutilé, brûlé ou scié, il doit boire une demi-once de manavec du dragore vin et, pendant qu'il dormira, le membre pourra être coupé sans aucune douleur ni sensation ». Mais il ne parle pas de l'anesthésie par inhalation.

Cette indication de l'anesthésie semble être restée inconnue aux successeurs de Dioscoride. La mandragore, qu'Hippocrate n'employait que comme antispasmodique ou en cataplasmes dans les fièvres quartes et dans les maladies des femmes, fut employée par Celse contre les ophtalmies, l'odontalgie, l'insomnie, la folie. Cet auteur, qui vivait à Rome, sous Tibère (53 av. J.-C. à 7 ap. J.-C.), conseilla les pilules ou les cataplasmes de mandragore avec moitié d'opium et de jusquiame infusée dans du vin, le collutoire au pavot, à la racine de mandragore, de cinq feuilles et de jusquiame. Galien, qui naquit vers 131 après J.-C., se contente de constater la vertu de produire le sommeil que possède la mandragore. Puis personne ne parle plus de l'emploi chirurgical des anesthésiques, pas même les compilateurs.

Parmi ces derniers, Ruffus d'Ephèse, qui vivait au IIe siècle, du temps de Trajan et d'Adrien, constate simplement les propriétés anesthésiques de certaines plantes. Dans son livre de « Vesicæ Renumque affectibus » (édition 1567), nous trouvons par exemple (page 125), le remède suivant :

Contra vehementes cruciatus Remedia. — Seminis fœniculi grana vicena, opii aut panacis herculei radicis sesquicrupulû fertulæ campanæ mometum, cedriæ et scapi papaeieris exustulati semi oboli, Styracis tantundem, apii quantum tribus digitis comprehendi potest, meconii quanta est erui magnitudo. Après avoir broyé très finement ces diverses substances, les dissoudre dans de l'eau douce, puis s'en servir jusqu'à ce que la douleur cesse et mollis somnus obrepet.

Oribase, médecin et ami de l'empereur Julien, dans son Encyclopédie, à propos des anodins, constate simplement que la mandragore a la propriété d'assoupir. De même chez Aetius d'Amida, qui vivait vers 350 pour les uns, ou vers 437 pour d'autres.

Alexander Trallianus qui, d'après Jean Guinter, est postérieur à Oribase et Aetius, et qui vivait peu après l'empereur Julien, au IVe ou Ve siècle, donne de nombreuses formules de narcotiques pour le traitement de la douleur produite par l'insolation, la céphalalgie, les douleurs d'oreilles. C'est ainsi que dans ce dernier cas, il conseille le repos, les bains et les médicaments qui produisent le sommeil (quæ somnum inducant quorum in numero est medicamentum a papaveris capitibus διακωδίον dictum).

Paul d'Egine, qui vivait vers le Ve ou même le VIIe siècle, affirme aussi que la mandragore est soporifique (soporosam vim habet), et il conseille, pour calmer les douleurs, parties égales d'écorces de pavot blanc et de racines de mandragore. Il conseille aussi de respirer l'odeur du pavot noir (idem étiam olfaciendum est).

Ainsi, malgré les assertions de Pline et de Dioscoride, l'emploi des narcotiques pour produire l'anesthésie chirurgicale reste oublié. A quoi cela tenait-il ? Cet oubli provenait de l'opinion que les anesthésiques pouvaient être dangereux par eux-mêmes. Cette opinion avait été émise fort anciennement. Aussi Hippocrate, le contemporain de Socrate et de Platon, ne les employait-il pas. Pline lui-même, en parlant de l'opium, disait (Livre XX, ch. LXVIX) : « Il ne provoque pas seulement le sommeil ; pris à trop forte dose, il conduit à la mort par le sommeil ». Diagoras et Erasistrate le condamnent absolument comme un poison mortel et comme étant d'ailleurs nuisible à la vue. Ils ne veulent pas qu'on l'emploie en lavements. Andréas ajoute que s'il ne rend pas de suite aveugle, c'est qu'on le falsifie à Alexandrie. — Galien met la mandragore, le pavot, la ciguë et la jusquiame dans les poisons froids avec un certain degré de chaleur, mais il ne les emploie que comme une dernière ressource, qu'obligé « ob magnitudinem doloris » ; aussi condamne-t-il l'emploi des anodyns dans les inflammations ; comme ses prédécesseurs, il craint la gangrène. — Archigène d'Apamée, qui vivait au temps de Trajan, se refuse aussi à les utiliser. — Celse nous explique ce fait lorsqu'il dit en parlant des cataplasmes : « On appelle cataplasmes anodins ceux qui calment la douleur par le sommeil, mais il ne faut se servir de ces cataplasmes que dans les cas d'extrême nécessité. Ils appartiennent, en effet, à la classe des médicaments nuisibles à l'estomac ». En parlant de la mandragore, il l'appelle « une substance plus énergique pour le sommeil, mais pire pour l'estomac » (Celse, lib. V, chap. xxv).

Alexander Trallianus insiste encore davantage sur ces dangers (Liv. I, chap. x). « Il faut éviter, dit-il, par crainte de la grande torpeur, l'huile de mandragore et l'huile de têtes de pavots. Il ne faut les employer que contraint par la longue durée de l'insomnie, et encore ne faut-il les employer qu'avec beaucoup de précautions et à petites doses. » Plus loin, il ajoute : « Il ne faut pas se hâter d'employer les médicaments qui produisent de la torpeur et qui renferment souvent de l'opium ; il ne faut les donner que si les douleurs sont très vives. Car, s'ils les calment momentanément, ces douleurs reviennent ensuite plus tenaces. Ils peuvent produire la résolution et même la mort; aussi, pour nécessiter leur emploi, faut-il que la douleur soit assez vive pour faire craindre une syncope. En résumé, il ne faut pas y recourir », « nisi magna admodum urgeat necessitas. »

Paul d'Egine confirme aussi cette opinion. Il faut, dit-il

éviter les stupéfiants énergiques. S'ils calment un instant la douleur, ils causent plus tard des maladies chroniques, car ils épaississent les matières et obstruent les orifices des intestins.

Les narcotiques ainsi rejetés de la thérapeutique, on eut recours, dans l'antiquité, à toutes sortes de pratiques bizarres pour les remplacer. C'est ainsi que Caton disait : « Pour dormir, il faut manger du lièvre. » L'école magique, du temps de Pline, recommandait de se frotter les yeux avec du fiel de chèvre ou d'en mettre sous son chevet. C'était disaient les adeptes un narcotique puissant (Pline, liv. XXX). Dans la liste de ces médicaments on plaçait l'ésype délayé avec un peu de myrrhe dans deux cyathes de vin. Le coucou en amulette dans une peau de lièvre, le bec de héron attaché au front dans un morceau de peau d'âne ou un bec seul trempé dans du vin, etc., etc. — Alexander Trallianus se fit aussi l'écho de ces pratiques absurdes. Il conseille de porter au bras droit ou à la cuisse de la fiente d'un loup qui aurait mangé des os, ou un cæcum de porc enveloppé dans de la myrrhe et renfermé dans de la peau de loup ou de chien, un bout de cordon ombilical ou des anneaux de fer avec des paroles ou des signes cabalistiques, etc. Cela rappelle les pratiques de certaines peuplades sauvages actuelles.

Condamnés par les auteurs classiques, écrasés sous l'autorité incontestée de Galien et de Celse, les anodins devaient tomber dans l'oubli. — Le népenthès d'Homère, la pierre de Memphis, le chanvre, le datura stramonium, le strychnos hypnotique (Physalis somneifera?), le pavot rhoeas qui procure le sommeil, la mandragore, la jusquiame et les autres substances analogues de Pline et de Dioscoride devaient pour ainsi dire disparaître de la thérapeutique. De toutes ces tentatives, il ne devait rester que quelques idées vagues et que quelques pratiques superstitieuses basées surtout sur la forme de la mandragore, pratiques qui subsistèrent malgré les invasions des barbares et que l'on retrouve parmi les opérations magiques du moyen-âge.

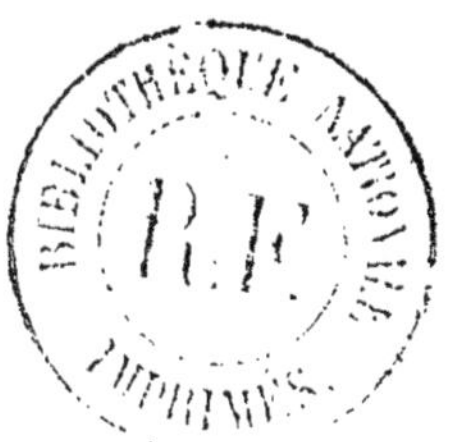

Paris. — A. PARENT, A. DAVY, succr, imprimeur de la Faculté,
52, rue Madame et rue Monsieur-le-Prince, 14.

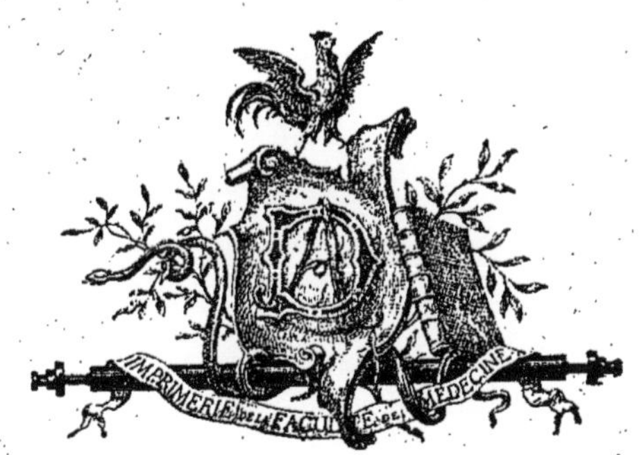
IMPRIMERIE DE LA FACULTÉ DE MÉDECINE

www.ingramcontent.com/pod-product-compliance
Ingram Content Group UK Ltd.
Pitfield, Milton Keynes, MK11 3LW, UK
UKHW021202230726
13926UKWH00001B/258